DE

L'HÉMATURIE

CHYLEUSE OU GRAISSEUSE DES PAYS CHAUDS

(Pimélurie de M. Bouchardat.)

DE

L'HÉMATURIE

CHYLEUSE ou GRAISSEUSE

DES PAYS CHAUDS

Pimélurie de M. BOUCHARDAT).

Par Jules CREVAUX

DOCTEUR EN MÉDECINE DE LA FACULTÉ DE PARIS

MÉDECIN DE LA MARINE.

PARIS

ADRIEN DELAHAYE, LIBRAIRE-ÉDITEUR

PLACE DE L'ÉCOLE-DE-MÉDECINE

1872

Les Archives de médecine navale de février 1870, appellent l'attention sur des cas d'hématurie intertropicale, observés au Brésil. Il s'agit des observations très-intéressantes du Dr O. Wucherer, de Bahia (traduction du Dr Leroy de Méricourt).

Quelques mois plus tard, au retour des Antilles, sur la frégate-hôpital *la Cérès*, une bonne fortune nous met sous la main un superbe cas de cette curieuse affection.

Notre excellent médecin-major, le Dr Jean Lucas, me charge particulièrement de l'étude de ce malade.

Cette observation suivie d'un tableau général de la maladie, tel est le sujet de ce mémoire.

DE

L'HÉMATURIE

CHYLEUSE OU GRAISSEUSE

DES PAYS CHAUDS

Pimélurie de M. Bouchardat.

PREMIÈRE PARTIE

M. C..., créole de la Guadeloupe, âgé de 15 ans, entre à l'hôpital du bord le 21 juin 1870.

Race blanche, pure. Tempérament lymphatique.

Pour faciliter l'étude de la marche de l'affection, nous divisons notre observation en trois parties :

1° Etude de la maladie depuis l'invasion jusqu'à l'embarquement pour France;

2° Pendant la traversée;

3° Pendant le séjour en France.

1° *Commémoratifs ou étude de la maladie depuis l'invasion jusqu'à l'embarquement pour France.*

La maladie dure depuis un an (19 juillet 1869); elle a suivi les phases suivantes :

1er *accès.*

5 jours d'hématurie franche,

4 mois d'urines chyleuses ;

4 mois d'urines normales; (15 octobre, 25 février, saison de l'hivernage).

2e *accès* :

12 heures d'hématurie franche ;
4 mois d'urines chyleuses (1).

Etiologie. — Le premier accès se déclare dans les conditions suivantes :

Depuis deux mois environ le jeune C... se plaint de légers états fébriles qui reviennent surtout dans la matinée.

Un jeudi, dans une promenade en rivière, il prend un bain glacé pendant la transpiration. Il ne se sent pas de malaise dans la soirée et les jours suivants, mais le dimanche, il se trouve indisposé et s'aperçoit d'un changement dans les urines.

Elles prennent subitement une teinte rouge foncé manifeste. Par le repos, elles donnent un abondant précipité sanguinolent; la surface est encore limpide. Le lendemain elles ont le caractère chyleux.

Le deuxième accès survient sans cause appréciable.

Quant à l'aggravation qui coïncide avec l'époque du départ pour France, nous n'avons d'autre cause à citer que la secousse morale produite par l'embarquement.

Symptômes. *Digestion.* — Les fonctions digestives n'ont pas cessé de s'accomplir d'une manière satisfaisante ; nous n'avons à noter qu'une augmentation de l'appétit, telle qu'on pourrait la qualifier de boulimie. Le jeune homme nous dit : « J'attendais avec impatience l'heure

(1) Nous avons à signaler deux autres accès : l'un se passe sous nos yeux pendant la traversée ; l'autre se déclare pendant le séjour en France. Ils seront le sujet des 2e et 3e parties de l'observation.

du repas... Après un bon dîner, je quittais souvent la table avec la faim... Mon appétit était renommé dans la colonie. » Généralement un peu de constipation.

Respiration. — Aucun signe remarquable.

Circulation. — Rien de particulier pendant le cours de la maladie.

Appareil urinaire. — La fréquence de la miction et la quantité du liquide paraissent varier avec la qualité des urines.

Elles dépassent la normale quand elles sont purement chyleuses (6,7 mictions, environ 1 litre et demi à 2 litres dans les vingt-quatre heures).

Elles sont au-dessous lorsque le liquide est sanguinolent (2 à 3 mictions, donnant moins d'un litre par jour).

Quelquefois douleurs vagues avec sentiment de plénitude du côté des reins. Cet état correspond aux époques d'invasion ou de recrudescence de la maladie.

La douleur arrive à son paroxysme dans la nuit qui précède la première atteinte (19 juillet 1869), elle devient subitement déchirante du côté droit.

Oppression, nausées, vomissements de matières alimentaires, non mélangées de bile. Au bout d'une heure la douleur se dissipe aussi promptement qu'elle a paru.

Le malade dort le reste de la nuit.

Le lendemain les urines sont sanguinolentes.

L'hématurie franche marque le début des deux accès; elle se déclare subitement; sa durée est de cinq jours dans le premier accès, de douze heures seulement dans le second.

Pendant cet état, les urines donnent au fond du vase un dépôt plus ou moins abondant, présentant les caractères du sang. Plusieurs médecins et pharmaciens examinent le liquide et déclarent tous que la masse rougeâtre est principalement composée de globules sanguins.

Les urines chyleuses succèdent à l'hématurie.

Elles sont généralement blanches comme du lait à la première émission, après le réveil.

Dans la journée elle, présentent une coloration brunâtre (couleur café au lait, avec des nuances plus ou moins foncées).

Notre jeune malade nous écrit lui-même les remarques suivantes au sujet des changements qu'il observe sur les urines chyleuses des deux premiers accès. « Dans les quatre premiers mois de la maladie mon urine est généralement moins chargée que dans ces derniers temps ; quelquefois elle devient claire comme l'urine de tout le monde. Il y a, pour ainsi dire, des *embellies* qui me font croire à une guérison complète.

« Une bonne femme m'engage à essayer la noix de coco ; elle raconte avoir ainsi guéri plusieurs enfants du pays. Je bois l'eau de deux ou trois noix dans la matinée. Mes urines rendues un quart d'heure après deviennent d'une transparence parfaite. Mais les suivantes sont déjà moitié troubles. Celles de midi ont la couleur du café au lait.

« Il n'y a pas que la noix de coco à produire cet effet Je prends plusieurs fois des boissons gazeuses pour me purger. Mes urines deviennent également claires. Un bain de rivière ou bien une marche un peu forcée donnent le même résultat.

« On remarque encore cet éclaircissement des urines

pendant de petits accès de fièvre que j'éprouve à plusieurs reprises.

« C'est même à la suite d'un de ces accès que je vois mon urine redevenir limpide et rester dans cet état pendant quatre mois (15 octobre au 20 février).

« Dans les derniers mois les urines sont toujours troubles. J'ai remarqué qu'après une sieste dans la journée elles le sont moins que d'ordinaire ; elles deviennent blanches comme celles du matin. Le phénomène contraire se produit lorsque je ne dors pas dans la nuit ; elles sont alors chargées de sang comme celles de la journée.

« L'amélioration passagère de la première période ne se reproduit plus. Le lait de coco, des bains de toute espèce ne changent rien dans ma maladie.

« Une seule fois, c'est le lendemain de la deuxième rechute (21 février), les urines deviennent claires après avoir pris un purgatif.

« Dans les quatre mois qui ont séparé les deux accès, les urines sont d'une clarté sans reproche.

« Une seule fois je suis inquiété en les voyant légèrement troubles, c'est le lendemain d'un accès de fièvre, mais cet état ne dure qu'un jour. Les trois autres accès de fièvre que j'ai comptés pendant ces quatre mois ne produisent d'autre effet que de diminuer leur quantité.

« Cette fièvre me prend une fois le matin et trois fois le soir. »

Dans la période des urines chyleuses aussi bien que pendant l'hématurie franche, on trouve des caillots dans l'urine. La formation a lieu, tantôt dans la vessie, tantôt dans le vase.

Dans ce dernier cas, on a généralement une gelée tremblotante, prenant la forme du récipient.

Les caillots formés dans la vessie sortent sans beaucoup de difficulté; une seule fois on a besoin de l'intervention de l'art. Le chirurgien, ne trouvant pas de liquide dans la vessie, juge à propos d'attendre la réplétion de l'organe; le matin, la vessie étant bien pleine, le caillot franchit le canal avec facilité.

TRAITEMENT. — 1re *période*. — Perchlorure de fer et bains froids, puis térébenthine (15 gouttes).

2e *période*. — Térébenthine et bains tièdes (les bains froids sont abandonnés, sous prétexte qu'ils provoquent une sorte d'éréthisme favorisant la formation des caillots dans les voies urinaires).

Vin de quinquina et fer. Régime reconstituant.

2° *Marche de la maladie pendant la traversée de la Guadeloupe à Toulon* (10 juin au 20 juillet 1870).

M. C... embarque le 19 juin; il a quitté la Pointe-à-Pitre, sa ville natale, depuis deux jours. Entré à l'hôpital du bord le 21.

Nous notons :

21 juin, soir. Un troisième accès d'hématurie a remplacé subitement les urines chyleuses. Cet état dure depuis l'appareillage de *la Cérès*, en rade de la Basse-Terre (Guadeloupe, 19 juin).

Malaise général. Violent mal de mer.

Emission de 225 grammes d'urines sanguinolentes. Abandonnées au repos, elles donnent un caillot fibrineux, rouge de sang, allant au fond du vase; la surface reste trouble avec légère coloration rouge grisâtre.

L'examen microscopique démontre que la matière colorante est formée par un nombre considérable de globules sanguins. Les couches superficielles donnent, à côté des globules rouges et blancs du sang, une grande quantité de granulations moléculaires d'aspect pulvérulent, douées du mouvement brownien.

Le 22. — Le malade continue à souffrir du mal de mer. Même état des urines; environ 600 gr. de liquide dans la journée.

Emission d'un ver au milieu des vomissements causés par de violents coups de roulis. (L'animal, rendu par-dessus le bord, n'est vu que par le malade. Il en fait la description suivante : surface lisse, longueur d'environ 10 centimètres, grosseur comparable au calibre d'une plume de corbeau.)

Le 23. — Urines sanguinolentes 250 gr.

En observant la miction, nous voyons sortir un petit caillot filiforme, dense, d'une couleur rouge foncé. On le place sous le champ du microscope; bientôt, avec un grossissement de 80 diamètres, nous apercevons un mouvement entre les mailles du tissu fibrineux, au milieu d'un amas de globules sanguins.

Le fait est observé par sept médecins :

MM. Lucas, médecin principal; Desgranges et Dudon, médecins de 1re classe; Etienne, Rebuffat et Jossic, médecins de 2e classe; Soulages, aide-médecin.

Ils constatent la présence d'un acarus vivant, au milieu du caillot de fibrine. Après quelques minutes d'examen, un accident l'écrase sous le couvre-objet...., deux animaux identiques sont aplatis du même coup, l'un d'eux reste assez intact pour être décrit et dessiné..... (1).

(1) Nous nous dispensons de la description du susdit animal, car nous n'y attachons aucune importance.

On nous dira que le Dr John Harley a rencontré l'Acarus domesticus

Le 23, soir. — Urines sanguinolentes, 275 gr. Plusieurs caillots rouge noirâtre sortent par le canal. La coagulation de la fibrine se continue dans le vase.

Le 24. — Même état des urines, 250 gr. Un caillot abondant se forme pendant le refroidissement. On passe successivement sous le champ du microscope toute la masse du caillot. Enfin, après trois heures de recherches, on reconnaît un mouvement dans les mailles de la fibrine : c'est l'animal de la veille.

Soir. — Urines sanguinolentes, 300 gr.

Traitement. — Potion : teinture d'iode, 1 gr. Iodure de potassium, 0 gr. 40. Eau, 100 gr.

Le 25. — Urines, 550 gr. en deux mictions ; pas de changement dans la couleur.

Examen microscopique. — Rencontre d'un nouvel animal ; c'est un helminthe qui paraît appartenir à la famile des *Nématoïdes* (mince comme un fil).

Longueur : 0 mil. 265.
Largeur, 0 10.

Une extrémité obtuse paraît correspondre à la tête ; elle porte, près de sa terminaison, un petit point qui ressemble plutôt à un amas de granulations qu'à un

dans les urines chyleuses (V. Transactions médicales of London, vol. LII, 1869).

Nous ne saurions voir dans ce fait une relation de cause à effet, mais une simple coïncidence. Rien de plus commun que le genre sarcopte dans une cabine de bord. Ne sait-on pas qu'il y en a des milliers dans une galette de vieux biscuit ?

D'ailleurs, l'existence de ces animaux dans les voies urinaires paraît sinon impossible, au moins très-bizarre.

Admettre qu'une hématurie peut être le symptôme d'une véritable gale du rein, c'est avancer un fait qui révolte la science.

orifice. La queue est très-effilée, corps transparent ; on voit des granulations occupant l'intérieur dans toute la longueur. (Voir dessin ci-joint.)

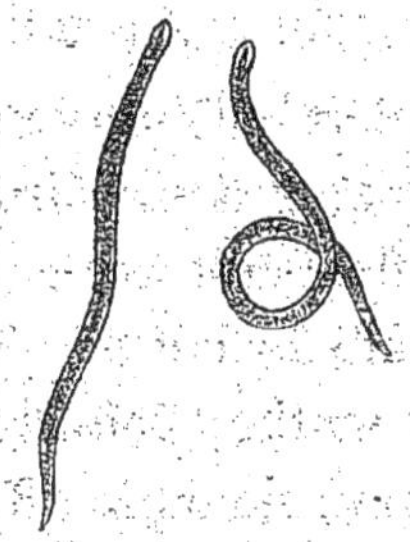

Agilité remarquable, progression assez rapide par des mouvements de contorsion énergiques. Il met environ 30 secondes à sortir du champ de l'appareil, sous un grossissement de 320 diamètres. Vitalité très-grande. On le trouve, s'agitant dans un caillot exprimé et abandonné à l'air depuis deux heures; il remue sur les plaques jusqu'à dessiccation de la préparation.

Le 26. — Même état des urines ; 2 mictions, 600 gr. Le liquide étant reçu dans un vase lavé à l'eau bouillante et recouvert avec soin aussitôt après la miction, on retrouve un sarcopte dans un caillot ; il est vivant.

Le 27. — Changement notable dans la coloration des urines ; elles prennent une teinte café au lait très-foncée, 250 gr. Par le dépôt, on remarque à la surface une petite auréole blanchâtre sur les bords du vase.

Examen microscopique. — Globules rouges et blancs. Ces globules sont assez bien conservés ; on ne remarque pas de crénelures superficielles ; quelques-uns présentent une légère déformation sur la circonférence.

Ils sont ovales ou un peu quadrangulaires. Dans la partie blanche du liquide, nombreux granules d'aspect pulvérulent; quelques globules sphériques, réfractant fortement la lumière, et variant de dimension de l'un à l'autre.

Après addition d'éther, la coloration blanche se dissipe; les granules pulvérulents disparaissent. La plaque se couvre de gros globules huileux.

Soir. — Couleur café au lait très-foncée, 275 gr.

Le 28. — 9 h. du matin, 260 gr. Coloration café au lait foncée. Le caillot exprimé pèse 3 gr. 50.

3 h. du soir, 350 gr. Café au lait ordinaire. Caillot petit. Léger malaise, douleurs vagues dans les flancs.

8 h., insomnie; opium, 0 gr. 05. A 11 h. 3/4, accès de colique néphrétique.

Une douleur déchirante se déclare tout à coup dans le flanc droit. Le malade pousse des cris aigus, en se livrant à des contorsions sur son lit.

La douleur est, pour ainsi dire, continue; elle ne laisse au malade que des moments très-courts dans lesquels elle ne diminue que très-peu. Elle s'étend vers la vessie et la région inguinale droite; pas d'irradiation du côté de l'épaule. Sueurs froides, pâleur de la face, froid aux extrémités, nausées, vomissements d'aliments pris dans la soirée, pas de bile. La pression exaspère la douleur; le malade prie instamment d'éviter le plus léger contact sur le flanc droit.

Traitement. — Opium, 0 gr. 05; application sur la région douloureuse de morceaux de glace enveloppés entre deux compresses.

Minuit et demi La douleur disparaît subitement. Le

pouls qui est petit, uniforme et rare pendant toute la durée de l'accès, devient normal. Le jeune homme dort paisiblement jusqu'au moment de la visite du matin.

Le 29, matin. — Les urines ont doublé de quantité; elles sont beaucoup moins foncées. Le caillot a un aspect laiteux; il est composé de deux parties : l'une plus dense que l'urine se moule sur le fond du vase; l'autre flotte dans le liquide; il englobe de l'urine entre ses mailles.

On ne trouve aucun débris de calcul visible à l'œil nu.

Le malade fait lui-même la remarque que le liquide a la couleur du café au lait. Plusieurs personnes, étrangères à la médecine, en voyant l'urine dans un bol, croient voir du café au lait; odeur urineuse imperceptible.

3 heures. 350 gr.

8 heures. 400 gr.

Total de la journée, 1 kil. 200.

Le 30, 7 heures. — 400 gr. Coloration blanche comme du lait. Le caillot exprimé pèse 1 gr. 05.

Midi (2 heures après le repas.) 300 gr. La chaleur précipite une grande quantité d'albumine. L'analyse chimique et microscopique ne décèle pas une quantité appréciable d'acide urique.

4 heures, soir. 500 gr. La surface du liquide est blanche comme du lait, le reste est légèrement brunâtre. Caillot blanchâtre, gélatineux, parsemé de stries rouge vif. Le résultat de l'expression est semblable à une boulette de viande crue.

Le 1er juillet, 8 heures. — 350 gr. Le caillot, plongé

dans l'eau, déplace 43 centimètres cubes; il est d'un aspect gélatineux, tremblotant, parsemé de stries d'un rouge de sang veineux.

Après l'expression du liquide, il pèse 1 gr. 50 et déplace 1 gr. d'eau. La densité du liquide séparé du caillot est de 1,018 à la température de 30°.

On chauffe 250 gr. du liquide; il se forme un précipité d'albumine abondant. Après la filtration, on évapore à siccité, le résidu paraît très-chargé de graisse; en le traitant par un mélange d'alcool et d'éther, on sépare une masse grasse semi-liquide pesant 5 gr. 90.

11 heures, 200 gr., densité, 1018.
1 id. 250 id. d° 1017.
6 id. 250 id. d° 1023.
Total de la journée, 0 kil. 950.

Le 2. — Émission d'un ver dans les matières fécales, après une potion à la santonine; on reconnaît un ascaride lombricoïde.

7 heures, 400 gr., densité, 1025.
10 id. 250 id. d° 1019.
1 id. 300 id. d° 1017.
9 id. 350 id. d° 1025.
Total de la journée, 1 kil. 300.

Traitement. — Teinture d'iode, 1 gr. 50; iodure de potassium, 0 gr. 50; eau, 100 g.

Du 2 au 6. — On remarque que la quantité se maintient entre 1300 et 1400; la densité donne :

Vers 8 heures, 1025.
10 id. 1019.
1 id. 1017.
8 id. 1023.

Ces nombres varient peu. On retrouve des nématoïdes... quelques-uns sont morts au milieu de caillots frais. Le liquide, qui n'a aucune odeur urineuse à sa sortie, devient fétide quelques heures après l'émission. On remarque à la surface une pellicule mince chargée de nombreux cristaux de phosphate ammoniaco-magnésien ; ils forment de petites masses visibles à l'œil nu et perceptibles au toucher ; à côté, se trouvent de petits amas informes, colorés en bleu verdâtre.

Du 6 au 13. Densité des urines :

Vers	8 heures,	1019
»	10 »	1030
»	1 »	1025
»	8 »	1017

Les caillots, mis dans une capsule, se putréfient beaucoup plus vite que d'ordinaire ; ils se transforment en liquide visqueux et noirâtre, au milieu duquel on rencontre une grande quantité de phosphate ammoniaco-magnésien.

La coloration est constamment brun grisâtre, plus foncée dans la journée que le matin.

Léger état fébrile ; douleurs vagues dans les flancs.

Le 11. On supprime la teinture d'iode.

Le 13. Urines :	8 heures,	350 gr. ;	densité : 1025
	10 »	300 »	» 1019
	3 »	350 »	» 1029
	8 »	200 »	» 1027

Total de la journée : 1 k. 200 gr.

Le 14. Un peu de fièvre dans la journée.

Urines :	6 heures,	350 gr. ;	densité : 1028
	11 »	450 »	» 1022
	14 »	300 »	» 1020

Total de la journée : 1 k. 300 gr.

Odeur urineuse d'une fétidité très-prononcée.

On remarque sur la surface blanche des urines du matin quelques petits points noirs, flottants, comme des animaux microscopiques. L'examen montre des petits amas de cristaux de phosphate ammoniaco-magnésien, englobés dans une gangue fibrineuse chargée de globules de sang à surface crénelée. On voit nager, près de la surface, des filaments glaireux s'attachant à l'agitateur en verre, des globules de sang déformées, de la graisse à l'état pulvérulent, des globules huileux en plus grand nombre que les jours précédents.

Le 15. Urines (400 gr.) : le matin, grisâtres, café au lait, comme celles de la journée. On explique ce fait par l'insomnie causée par de fortes secousses du bateau.

2 heures. (300 gr.) : Examinées aussitôt après l'émission, on constate de nouveau que la matière grasse ne se trouve pas seulement à l'état de granulations moléculaires, on remarque un petit nombre de globules huileux, quelques-uns plus petits que les globules du sang, d'autres dix à quinze fois plus gros. Ils sont reconnaissables à leur forme sphérique et à leur forte réfraction. A côté des globules rouges, on en rencontre d'autres d'un diamètre environ un tiers plus grand, aplatis, quelques-uns crénelés et paraissant contenir trois ou quatre noyaux. Leur nombre paraît plus considérable que dans le sang normal.

Cet examen terminé, le malade achève d'uriner. Nous sommes étonné de voir les premiers jets du liquide présenter une couleur café au lait, tandis que le reste est *d'une limpidité parfaite.*

Une petite quantité d'urine claire est recueillie dans une capsule. On y constate la présence de quelques globules sanguins, avec des gouttelettes de graisse à l'état huileux; pas de granules pulvérulents. L'addition d'acide azotique donne un très faible précipité d'albumine.

Le 16, matin. Urines : 600 gr. (aspect opalescent); densité : 1010.

Deux heures du soir. Urines : 300 gr. (aspect gris rougeâtre); densité : 1027.

Le 17, matin. Urines : 600 gr.; densité : 1015.

Soir. Urines : 500 gr.; densité : 1009.

Le 18, neuf heures. Urines (450 gr.) café au lait. (Le malade a veillé jusqu'à minuit.) Caillot englobant un tiers du liquide. Après l'expression, il pèse 1 gr. 50. Couleur grise, avec stries rouges de sang veineux.

Soir. 500 gr.; densité : 1025.

Après un sommeil de quatre heures dans la journée, urines blanches, tout à fait comme du lait. Quelques minutes après l'émission, le liquide se prend en une masse gélatineuse, tremblotante, de l'aspect du lait caillé.

Quelques gouttes du liquide sont reçues sur une plaque, au sortir du canal de l'urèthre.

L'examen, fait aussitôt après, nous donne :

1° Quelques nématoïdes à l'état vivant, dont la longueur varie de $0^m,09$ à $0^m,25$.

2° Globules rouges de sang, caractérisés par leur forme aplatie.

3° Globules de diamètre plus considérable, sphériques, avec noyaux au centre.

4° Grand nombre de globules également sphériques, mais plus petits, variant dans leur diamètre depuis la granulation moléculaire jusqu'au globule sanguin.

5° Granulations pulvérulentes en grande quantité.

6° Quelques rares globules réfractant fortement la lumière.

7° Cellules prismatiques et moules du rein.

8° Cristaux de phosphate ammoniaco-magnésien.

9° Petites masses informes de couleur vert bleuâtre visibles à l'œil nu.

Nous ajoutons une goutte d'éther sur la plaque... L'aspect laiteux diminue sensiblement; il reste sur la lame de verre :

1° Globules rouges et blancs ;

2° Larges îlots d'aspect huileux.

Le 19, neuf heures. Urines : 300 gr., café au lait (pas de caillots).

5 heures. Urines : 250 gr., café au lait (pas de caillots).

Le 20, sept heures du matin. Urines : 500 gr., café au lait (pas de caillots); densité : 1017.

8 heures du matin. Urines : 500 gr., café au lait (pas de caillots); densité : 1010.

M. C... débarque dans la journée du 22; pas de changement du côté des urines.

L'état général du malade est assez satisfaisant; il est à peu près tel qu'au moment de l'embarquement. L'amaigrissement n'a fait que très-peu de progrès. Les forces n'ont pas sensiblement diminué.

Marche de la maladie, pendant le séjour en France.

Les événements nous empêchent d'avoir des relations suivies avec notre malade.

Le 29 août 1871, nous recevons, à bord de la *Renom-*

mée, les renseignements suivants du Dr C...., ex-chirurgien de la marine :

« Depuis l'arrivée de mon frère en France, il n'a été soumis a aucun traitement, et pourtant je dois constater que la santé générale s'est considérablement améliorée sous la seule influence du changement de climat.

« A l'approche des premiers froids, vers la fin de septembre, les urines sont devenues normales, et cet état a duré jusqu'à fin mai de cette année, époque à laquelle l'enfant a considérablement grandi, et a été pris d'une fièvre continue qui n'a cédé, au bout de douze jours, que par la réapparition des urines sanglantes et chyleuses.

« Il y a donc eu un répit de huit mois, coïncidant avec la saison froide, et j'espère bien que, l'hiver prochain, le même phénomène se produira.

« Pour moi l'affection doit se juger d'elle-même, et le changement d'air suffira pour en avoir raison. »

Désirant compléter ces détails, nous écrivons à notre malade, en le priant de nous raconter lui-même les péripéties de sa rechute.

Dans l'intervalle, le malheureux s'est fracturé quelques phalanges de la main droite ; cet accident le rend laconique.

Est-ce comme sur la *Cérès ?* — Oui.

Urines sanguinolentes d'abord, puis chyleuses? — Oui.

Au début y a-t-il douleur du côté des reins ?

Fièvre et courbature dans tout le corps durant quinze jours.

Les urines chyleuses sont-elles continues, ont-elles

toujours l'aspect laiteux le matin, café au lait dans la journée ou après une nuit sans sommeil ? — Oui.

Le liquide est-il plus abondant aujourd'hui que pendant la guérison ? — Oui.

Est-ce toujours 1400 à 1500 grammes dans les vingt-quatre heures ? — Oui.

La rechute a-t-elle déterminé un amaigrissement sensible ? — Non.

L'appétit a-t-il augmenté ? — Toujours grand appétit.

SECONDE PARTIE

Essai d'une description méthodique de l'hématurie graisseuse.

§ Ier Définition. Synonymie. Géographie médicale.

Définition. — Nous appelons hématurie chyleuse ou graisseuse une affection endémique (1) des pays chauds, chronique, se terminant rarement par la mort, caractérisée par l'émission d'urines, tantôt blanches comme le chyle, tantôt rouges comme du sang.

Synonymie. — Galacturie, diabète laiteux, chylurie (Prout). Lymphorrhagie de l'appareil uropoïétique (Gubler). Sang à plasma lactescent dans les urines (Robin). Pimélurie (πιμελη, graisse) (Bouchardat).

Les auteurs Brésiliens désignent l'affection indistinctement par les noms d'hématurie et de chylurie. C'est qu'ils reconnaissent une intime liaison entre les urines sanguinolentes et chyleuses.

L'expression d'hématurie chyleuse de notre collègue, le Dr Cassien, est heureuse, en ce sens qu'elle fait comprendre que ces deux états ne sont que des périodes successives d'une même maladie. Pourtant ce terme n'échappe pas à toute objection. Hématurie est parfaitement exact, car c'est bien du sang qui donne aux urines la couleur rouge; la qualification de *chyleuse* a le défaut d'impliquer l'idée de chyle mêlé à nos urines.

(1) Voir étude synthétique sur les maladies endémiques, par M. Rochard, directeur du service de santé de la marine (Arch. méd. navale, 1871).

Le mot hématurie graisseuse, de Rayer, nous paraît le plus juste.

Géographie médicale. — En Amérique la maladie a été observée depuis le 30ᵉ degré latitude nord, jusqu'au 35ᵉ degré latitude sud.

En allant du nord au sud, nous avons dans le golfe du Mexique, la Nouvelle-Orléans et la Vera-Cruz, où la maladie a été signalée par le Dʳ Juvenot, médecin de la marine française (1).

Dans la mer des Antilles, l'hématurie chyleuse est commune à Cuba (Beale) ; à Saint-Domingue (Juvenot).

A la Martinique, le Dʳ Rufz de Lavison dit n'avoir observé que trois cas d'urines chyleuses ; deux chez des nègres, et le troisième sur un jeune médecin de la marine.

A la Guadeloupe, la maladie est considérée comme une curiosité pathologique.

Dans l'Amérique du Sud, elle est signalée à la Guayra, Porto Cabello (Colombie) (Juvenot), Guyane anglaise (Dʳ Bouyun).

Quant à la Guyane française, la maladie doit y être excessivement rare ; nous avons vu à Cayenne des collègues qui étaient dans la colonie depuis cinq à six ans, sans en avoir rencontré un cas.

Elle a été vue à l'embouchure des Amazones (Juvenot).

C'est au Brésil que l'hématurie chyleuse a été le mieux observée. Au dire du Dʳ Juvenot, les médecins y sont appelés tous les jours à traiter cette maladie.

(1) Recherches sur l'hématurie endémique dans les climats chauds et sur la chylurie. Thèse, Paris, 1853.

Wucherer, de Bahia, qui depuis cinq ou six ans étudie spécialement cette affection, paraît très-heureux d'avoir réuni 28 observations. C'est tout ce qu'il a rencontré dans la clientèle de sept collègues et la sienne.

Pour les pays situés au sud du Brésil, nous lisons dans le mémoire du Dr Juvenot :

« Je signalerai, pour mon propre compte, l'existence de l'hématurie seule ou compliquée de chylurie, sur les deux rives de ces fleuves géants, la Plata, le Parana, le Paraguay, l'Uruguay, qui pénètrent à plus de 500 lieues au sein de l'Amérique méridionale, depuis le 360e jusqu'au 10e degré de latitude sud. »

Notre collègue ajoute : « Sur la côte occidendatale de l'Amérique méridionale, au Chili, au Pérou, on l'observe assez fréquemment, paraît-il, car je ne puis rien affirmer par moi-même. »

Afrique. — En Egypte, l'hématurie est très commune, d'après Renoult, Bilharz, Griesinger.

Nous n'avons pas de renseignements sur la fréquence de la variété chyleuse.

A l'extrémité sud de l'Afrique, les Anglais observent l'hématurie, soit franche, soit chyleuse, dans les colonies du Cap et de Natal (Drs Dunsterville, Spranger, Rubidxe).

Non loin de Natal, à l'est de l'Afrique, nous trouvons Madagascar.

D'après M. Le Roy de Méricourt, cité par Juvenot, l'hématurie et la chylurie y règnent comme à Bourbon et à Maurice. (Le Dr Le Roy de Méricourt y a été lui-même atteint de cette affection.)

Bourbon et Maurice. — Ces deux îles sont, pour ainsi dire, la patrie de l'hématurie chyleuse. Ce fait est si vrai qu'en France, hématurie de Bourbon, et en Angleterre hématurie de Maurice sont synonymes d'hématurie chyleuse.

Chapotin, en 1812, voit des hématuries chez tous les enfants de l'Ile-de-France; quant aux urines chyleuses, il n'en cite que quatre cas.

Salesse, en 1834, dit que les trois quarts des enfants de l'île Maurice (Ile-de-France) sont atteints d'hématurie. Le Dr Cassien (1) commente l'opinion de Salesse dans les termes suivants : « Je n'ai observé rien de semblable à l'île de la Réunion (2); les enfants y sont quelquefois atteints d'hématurie, mais dans une proportion beaucoup plus faible que celle indiquée par le médecin de l'île Maurice. »

Dans une période de trois ans, il n'est parvenu que douze cas à la connaissance de ce dernier auteur.

Nous avons rencontré plusieurs de nos collègues qui ont fait, à l'île de la Réunion, des stations de trois et quatre ans. Ils sont unanimes à reconnaître que cette maladie est assez rare.

Asie. — Une dame chinoise a été traitée par le Dr Golding-Bird, pour des urines chyleuses.

Un de nos collègues a vu, en rade de Saïgon, un jeune homme rendant des urines chyleuses.

Les médecins anglais ont souvent observé l'hématurie chyleuse à Calcutta.

Voici ce que nous écrit le Dr Van Leent au sujet de la fréquence de l'hématurie dans les possessions néerlandaises.

(1) Hématurie chyleuse. Thèse de Montpellier, 1869.

(2) Ces deux îles sont à trente lieues de distance

« Quant à nos Indes néerlandaises, où j'ai passé une dizaine d'années, à peu près partout, je n'ai jamais observé l'hématurie endémique; j'ai raison de croire qu'elle n'existe pas. M. Hellenna vous cite déjà le professeur Doyer qui ne l'a pas remarquée dans sa nombreuse clientèle à Java. Il exerçait parmi la classe élevée. Nous venons de prendre des informations près du Dr Swaving, actuellement en Hollande, qui pendant de longues années a été chargé du traitement des indigènes et Chinois pauvres, dans les hospices de la vieille ville de Batavia; il n'a observé aucun cas de cette maladie. »

M. Bouchardat a vu à Paris un sujet atteint d'urines chyleuses contractées à Java.

En Europe, les auteurs ne font mention que de quatre à cinq cas d'urines laiteuses chez des sujets n'ayant jamais quitté leur pays :

Un cas observé à Pavie par P. Franck (1); deux en Angleterre, l'un par les Drs Cubitt et Beale, chez une femme du comté de Norfolck, l'autre par le Dr Bence-Jones, chez un Ecossais.

Un autre appartient à l'Allemagne (2).

§ 2. — Etiologie.

1° *Causes prédisposantes*; *âge*. — D'après Chapotin, il y a hématurie dès l'âge le plus tendre. Elle se dissipe le plus ordinairement à l'époque de la puberté; souvent aussi elle se prolonge au delà de ce terme.

Salesse, au début de son ouvrage, donne l'hématurie

(1) Traité de méd. pratique. Paris, 1842, t. I, p. 394.

(2) Deutsche Klinick, 1864, et Dictionnaire annuel des progrès des sciences médicales, 1864.

comme maladie des enfants. La lecture de ses observations nous montre tous ses sujets âgés de plus de 15 ans, ce sont des compatriotes terminant leurs études à Paris.

Cassien : « L'âge adulte, contrairement à ce qui a été dit par plusieurs auteurs, est l'époque de la vie où la maladie se montre le plus souvent. »

Sur une douzaine de cas qui sont parvenus à ma connaissance, à la Réunion, sept se sont présentés chez deux hommes adultes, deux sur des femmes, deux sur des enfants de 8 à 10 ans et un sur un vieillard de 60 ans.

Rayer a observé :

1° Pissement de sang dans l'enfance, se terminant à 14 ans ; urines chyleuses se déclarant à 17 ans.

2° Hématurie dans le bas âge ; urines chyleuses de 16 à 21 ans.

3° Colon de l'Ile-de-France, âgé de 40 ans. Hématurie continue dans l'enfance ; dans l'âge mûr ; l'urine devient albumino-graisseuse.

4° Urines devenant alternativement sanglantes et laiteuses, chez un Brésilien de 22 ans ; invasion à 18 ans.

Voyons ce que nous disent les auteurs brésiliens :

Dans une réunion de la société de médecine de Rio-Janeiro, 20 avril 1835, le Dr Reiss déclare n'avoir vu la maladie ni chez les vieillards, ni chez les enfants, rarement chez les jeunes gens, mais très-souvent dans l'âge viril.

Vallados a observé quatre cas d'hématurie chyleuse : deux chez des femmes, deux chez des hommes. Ces expressions impliquent l'idée de l'âge viril ; il nous dit d'ailleurs qu'une des femmes était enceinte.

Wucherer nous dit, en 1869 : « Sur les vingt-huit cas que nous avons observés, seize appartiennent à des femmes, douze à des hommes, tous adultes. Quelques-uns des sujets avaient plus de 50 ans. Une négresse n'avait que 16 ans.

Le Dr Bourel-Roncière, médecin principal de la marine, qui a fait un long séjour sur les côtes du Brésil, nous communique les faits suivants tirés de la collection des thèses de Rio-Janeiro :

Le plus grand nombre des observations se rapportent à deux individus de l'âge de 20 à 40 ans.

Cependant, un médecin anglais, Guilherme-Lée, cité par le Dr Noronha-Gonza (thèse de Rio-Janeiro, 1853), affirme que, dans la province de Minas-Géraes, où il a exercé longtemps, les nombreux cas de chylurie qu'il a observés appartiennent tous à deux individus de 40 à 50 ans.

Le sujet du Dr Cubitt est une anglaise âgée de 55 ans (1).

Celui de Bences Jones est un Ecossais de 32 ans.

Priestley a vu la maladie chez un enfant de 11 ans.

Le cas du Dr Waters est un jeune marin.

De l'ensemble de ces faits nous concluons :

L'hématurie chyleuse s'observe à tous les âges, depuis la plus tendre enfance jusqu'à la vieillesse : seulement, la période hématurique est plus commune dans l'enfance. Quelquefois, la transformation chyleuse n'ayant pas lieu, on a de l'hématurie pure dans l'âge viril.

(1) Voir Beale, Traité des urines (traduction française par MM. Ollivier et Bergeron.

La période chyleuse, qui est précédée d'accès plus ou moins longs d'hématurie, se déclare vers la fin de l'enfance, jusque dans l'âge le plus avancé.

Sexe. — Chapotin ne nous dit rien sur le sexe de ses malades. Le sujet de la seule observation détaillée qu'il nous donne est un jeune homme.

Salesse, qui ne paraît avoir étudié la maladie qu'en faisant ses études à Paris, ne cite que deux sujets du sexe masculin.

Cassien, sur ses douze observations, n'a vu que deux femmes.

Plusieurs médecins de la marine nous disent que l'affection est aussi commune chez l'homme que chez les femmes.

On nous cite deux cas chez des sœurs de l'hôpital de Salasie (Bourbon).

D'après les discussions de l'Académie de médecine de Rio-Janeiro (20 août 1835 et avril 1836), la maladie est plus commune chez les femmes.

Sur les vingt-huit cas de Wucherer, nous comptons seize femmes pour douze hommes.

Race. — M. Cassien nous dit : « Les Européens qui viennent habiter la Réunion ne sont pas exposés à cette maladie. Les créoles y sont surtout prédisposés.

J'ai compulsé les feuilles de clinique des militaires et marins européens traités à Salasie et à l'hôpital Saint-Denis, et pendant une période de huit mois, je n'ai trouvé aucun cas d'hématurie idiopathique.

Salesse (obs. 8). Hématurie contractée par un Européen pendant son séjour à l'Ile-de-France.

Wucherer cite deux Portugais atteints de cette affection au Brésil.

Le sujet de l'observation de Bences-Jones est un gentleman âgé de 40 ans, et ayant passé la majeure partie de sa vie à la Havane.

Race nègre. — Pas un seul cas dans Salesse et Cassien. Chapotin nous raconte l'histoire d'un vieux Malgache atteint d'hématurie pure, et ayant rendu plusieurs vers par le canal de l'urèthre.

Au Brésil, les nègres ne jouissent pas de l'immunité qu'ils semblent éprouver à la Réunion.

Sur les vingt-huit cas de Wucherer, nous avons cinq mulâtres et trois noirs. (La population de Bahia compte beaucoup plus de nègres que de blancs.)

Constitution. Tempérament. — Dans les observations du Dr Cassien nous trouvons :

I. Homme de 32 ans, lymphatique, bilieux, embonpoint.

II. Constitution détériorée à la suite de fièvre typhoïde.

III. —Femme de 38 ans, lymphatique, embonpoint.

IV. — Homme de 31 ans, lymphatique, très-chétif.

Les autres observations ne donnent pas d'indications à ce sujet.

Il nous dit : « Il faut remarquer que la maladie paraît attaquer de préférence les individus appartenant à la classe aisée. »

Au Brésil Wucherer ne parle ni de la constitution, ni du tempérament de ses malades. Il dit seulement que la maladie attaque indistinctement les individus de toutes les conditions. C'est une particularité sur laquelle il insiste.

M. Bourel-Roncière nous écrit : « Il est un fait d'observation qu'à Rio-de-Janeiro les urines chyleuses attaquent plus fréquemment les individus sujets aux érysipèles, aux angioleucites, aux lymphangites, etc. Les docteurs Catta-Preta et de Souza-Lima (1864) ont vu deux cas dans lesquels les urines devenaient laiteuses, toutes les fois que les malades étaient pris d'érysipèle du scrotum ; chez une négresse, l'apparition de ces urines précédait toujours les accès d'érysipèle éléphantiasique et d'épilepsie auxquels elle était sujette. » (Dr Jobin.)

Hérédité. — Cassien nous dit : « L'hérédité ne semble pas jouer un grand rôle parmi les causes prédisposantes de la maladie. Une seule fois, un jeune homme de 25 ans, atteint d'hématurie, m'a assuré que sa mère avait, pendant de longues années, supporté cette affection. »

Rayer a observé un cas d'hématurie continue chez un enfant dont le père était atteint d'urines chyleuses.

Une dame d'officier, revenant de la Guadeloupe, nous a affirmé connaître, dans une petite île voisine, une famille dans laquelle la mère et quatre jeunes filles sont atteintes d'hématurie chyleuse.

Saisons. - La plupart des auteurs ne donnent pas dans leurs observations l'époque de l'année à laquelle s'est déclarée l'affection. Nous savons bien que dans les régions intertropicales, les saisons sont beaucoup moins accentuées que dans les zones tempérées. Pourtant on est obligé de reconnaître qu'elles le sont encore assez pour agir sur la marche d'une affection.

Dans notre cas, l'invasion coincide avec la période la plus chaude de l'année (juillet). — Les urines chyleuses disparaissent subitement au début de la saison des pluies. Elles ne reparaissent qu'avec les fortes chaleurs.

Pendant le séjour de notre malade en France, les saisons ont une influence non moins curieuse. Les urines chyleuses deviennent limpides à l'arrivée des premiers froids. L'amélioration persiste pendant tout l'hiver de la guerre (1870-1871.)

Un quatrième accès d'hématurie correspond aux premières chaleurs de l'été.

Wucherer nous dit : « L'invasion de la maladie ne paraît pas être plus fréquente dans une saison que dans une autre. Sur 12 malades, un fut pris en avril, 3 en mai, 2 en juillet, 2 en août, 2 en octobre 4 en septembre. J'ai actuellement en observation un malade qui a subi trois attaques dans le cours d'une année ; la première, en septembre 1868 , la seconde en février, et la troisième en août 1869.) »

Nous savons que la saison la moins chaude au Brésil correspond aux mois de mai, juin, juillet et août.

§ 3. — SYMPTÔMES.

I. *État général.* — Le facies d'un malade souffrant d'hématurie chyleuse est, dans la plupart des cas, celui d'un individu jouissant d'une santé des plus satisfaisantes.

Quatre malades étudiés par Cassien, jouissaient au moment de l'hématurie d'un embonpoint très-marqué.

Deux ou trois années d'urines chyleuses ne modifient rien à cet état.

Un Brésilien, observé par Rayer, paraît jouir d'une santé assez bonne; mais il dit qu'il se sent moins bien portant lorsque l'urine a l'apparence laiteuse la plus prononcée.

Un enfant du Cap, traité par Priestley, à Édimbourg, présente un œdème des jambes, six semaines avant la la mort. État cachectique des plus marqués. L'affection est liée a une dégénérescence graisseuse des reins et à de la tuberculose pulmonaire.

Un créole de l'Ile de France, cité par Rayer, est atteint de pétéchies.

Dans un autre cas, il remarque une amaurose coïncidant avec l'époque de la transformation de l'hématurie en urines d'aspect chyleux.

II. *Digestion.* — Dans la période de malaise général qui précède l'invasion, on note de l'inappétence, des nausées, quelquefois des vomissements. Les mêmes faits se remarquent pendant les accès de colique néphrétique. — Dans le cours des urines sanguinolentes et chyleuses, l'appétit est plutôt augmenté que diminué. Beaucoup de malades sont véritablement atteints de boulimie.

Le nôtre se plaint de constipation; nous rencontrons cette particularité dans plusieurs cas cités par les auteurs.

Le Brésilien de Rayer dit que ses fonctions digestives sont parfaitement régulières, l'appétit très-grand, la quantité de nourriture prise chaque jour, est vraiment considérable.

III. *Circulation.* — Pouls. Chez notre jeune sujet nous remarquerons :

Les accès d'hématurie sont précédés d'une accélération du pouls très-notable. Dans les deux premiers accès l'état fébrile dure une journée. Au début du troisième il y a de la fièvre pendant trois jours. La quatrième invasion d'hématurie est précédée d'une fièvre continue qui ne dure pas moins de dix jours. L'accélération du pouls est accompagnée de quelques frissons.

L'auscultation du cœur et des carotides ne donne pas de bruits de souffle.

Il serait intéressant d'étudier les rapports de l'hématurie avec les autres écoulements de sang, soit pathologiques, soit physiologiques.

Chez notre malade, nous avons des épistaxis très-abondantes durant toute l'année qui précède l'apparition des urines sanguinolentes ; leur terminaison correspond à l'invasion de la maladie.

Dans un cas donné par Cassien, nous voyons les règles devenir très-abondantes après la guérison de l'hématurie.

Sang. — Une question des plus importantes est de savoir si le sang des individus atteints d'hématurie chyleuse est plus chargé de graisse qu'à l'état normal.

Bence-Jones, cité par Beale, nous dit : « Le sérum du sang n'est pas laiteux. »

L'analyse chimique lui donne 0 gr. 62 de matières grasses pour 1,000 de sang.

D'après Guibourt, un coagulum de 7 gros 1/2, traité par l'éther, donne 0 gr. 20 de matières grasses. L'éther qui a passé sur une même quantité de sang normal ne fournit que 0 gr. 11 d'un résidu coloré, partie gras, partie salin et attirant l'humidité de l'air.

Rayer a fait pratiquer une saignée chez un jeune homme de l'Ile-de-France, atteint d'urines chyloïdes. Le sang n'a pas l'aspect laiteux.

Malheureusement, l'analyse chimique n'a pas été faite.

IV. *Appareil urinaire.* — C'est de ce côté que nous allons trouver tous les symptômes qui caractérisent réellement l'affection.

L'état fébrile que nous venons de signaler est accompagné d'un symptôme qui est presque constant, la douleur du côté des reins. (Dans notre cas, elle n'existe que du côté droit, avec irradiation le long du trajet des uretères, vers le scrotum et les cuisses.)

Wucherer a vu un malade dont la douleur, au scrotum, était tellement marquée qu'il croyait avoir affaire à un érysipèle.

Quelques malades éprouvent une sensation de *battements* dans les reins. Cette sensation est généralement subite, très-violente; sa terminaison aussi brusque que le début.

Dans beaucoup de cas la maladie n'a pas de prodromes.

Le sujet éprouve à peine un léger malaise, la veille de l'invasion de la maladie. C'est avec le plus grand étonnement qu'il voit ses urines rouges comme du sang, ou blanches comme du lait.

Dans plusieurs observations, on remarque des douleurs vives dans la région de la vessie, se propageant jusqu'à l'extrémité du gland.

Le malade éprouve de fréquentes envies d'uriner; les dernières contractions de la vessie s'accompagnent de sensations les plus vives et les plus cuisantes. Ces faits se remarquent surtout dans l'hématurie d'Egypte.

L'émission des caillots est parfois accompagnée de désordres qui font recourir à l'intervention chirurgicale. Une seule fois, dans les premiers temps de la maladie, l'impossibilité de la miction a nécessité l'emploi du cathétérisme.

Le chirurgien, ne trouvant pas de liquide dans la vessie, juge à propos d'attendre la réplétion de l'organe; le lendemain matin, la vessie étant bien pleine, le caillot traverse le canal sans aucune difficulté.

Dans les premiers temps de l'hématurie, l'émission des caillots est une préoccupation continuelle pour le malade; mais il ne tarde pas à s'observer, à s'ingénier pour éviter à tout prix les douleurs d'une opération.

On est étonné de la facilité avec laquelle notre malade rend les caillots les plus volumineux.

Pour arriver à son but, il a imaginé les règles suivantes :

1° N'uriner que lorsque la vessie est bien pleine;

2° Commencer par une contraction énergique;

3° Lorsqu'un caillot est engagé, contracter vivement; s'il ne passe du deuxième coup, ne pas s'obstiner.

4° Ne recommencer une tentative que lorsque la vessie est complétement remplie.

Avec cette ligne de conduite notre jeune malade se flatte d'avoir évité pendant deux ans, l'intervention de l'art.

Pendant la période hématurique de l'accès que nous avons observé à bord, les caillots sont généralement volumineux.

Malgré les assertions du patient, nous ne pouvons nous défendre d'une grande inquiétude lorsqu'on ne les voit sortir à chaque miction. Il nous vient souvent à l'idée de pratiquer une injection dans la vessie pour faciliter leur sortie. Mais M. C..., sûr du succès, nous prie d'attendre au lendemain.

Le matin, malgré l'accumulation des matières coagulées, nous voyons la miction se produire avec assez de facilité; le coagulum semble avoir subi un commencement de désagrégation; la division de la masse rend la résistance presque nulle.

Une fois, le caillot de la veille nous paraît s'être dissout pendant la nuit; les urines sont alors alcalines, très-chargées de phosphates ammoniaco-magnésiens.

Urines. Propriétés physiques, couleur. — Le liquide examiné au sortir du canal de l'uréthre, présente une coloration, tantôt rouge comme du sang, tantôt blanche comme du lait. A côté de ces deux couleurs extrêmes, nous remarquons des nuances intermédiaires.

La couleur des urines présente des changements notables dans le cours d'une même journée. Le matin, au réveil, les urines sont généralement d'une couleur blanche comme du lait; dans la journée, elles deviennent café au lait. Le repos paraît jouer un rôle important dans ces modifications.

Nous voyons que lorsque notre malade passe une mauvaise nuit, par suite de la violence du roulis, les urines sont couleur café au lait.

Au contraire, lorsqu'il fait la sieste dans l'après-midi, les urines deviennent blanches comme celles du matin.

Au sujet de ces changements dans la coloration de l'urine, Cassien nous dit :

« Lorsque le malade garde le repos, ou ne se livre « qu'à un exercice très-modéré, la partie de l'urine qui « occupe le fond du vase présente seulement une teinte « rosée; mais après une marche forcée, ou un long tra- « jet en voiture ou à cheval, l'urine devient sangui- « nolente dans toute sa masse.

« Les mets fortement épicés, les boissons alcooliques « ont aussi pour effet immédiat de rendre la proportion « du sang plus considérable. »

M. Meireilhes, de Rio-de-Janeiro, cité par Rayer, nous dit que, lorsque ses malades restent au lit, les urines se conservent limpides ; mais, dès qu'ils se lèvent et s'exposent au froid, les urines deviennent coagulables.

1° *Examen du coagulum. Caillots.* — L'existence de caillots est un fait presque constant dans l'hématurie, ainsi que dans les urines chyloïdes. Leur volume nous paraît en rapport avec la quantité de sang ou de matières blanches graisseuses contenues dans l'urine.

Ainsi, dans le plus fort de la maladie (1er juillet 1870), nous notons que la masse des caillots contenus dans 350 gr. d'urine pèse 1 gr. 50, après l'expression du liquide.

Le 15 juillet, le liquide n'offrant qu'une légère teinte opalescente, nous constatons l'absence de caillots. La formation des caillots a lieu tantôt dans l'intérieur de l'appareil urinaire, tantôt dans le vase qui sert de récipient. Ceux qui sortent par le canal de l'urèthre se présentent sous deux aspects : les uns sont mous, peu allongés, d'un calibre assez considérable ; d'autres sont durs, très-effilés, ayant à peu près le diamètre d'une plume de corbeau. Ces derniers présentent généralement une couleur plus foncée.

Ces détails n'ont pas échappé au Dr Cassien : « Quelquefois les caillots ont de 8 à 10 centimètres de long, ils sont vermiformes, avec une de leurs extrémités renflée, légèrement contournée. J'attribue la forme des caillots, dans cette circonstance, à leur formation dans la partie la plus inférieure des uretères, à l'embouchure de ces conduits dans la vessie. »

Le caillot qui se forme au dehors du canal présente également quelques particularités :

1° Dans l'hématurie pure, il se précipite au fond du vase, en prenant dans sa masse la majeure partie des globules sanguins.

2° Dans les urines d'aspect chyleux, le caillot englobe souvent dans ses mailles une grande partie du liquide.

On a une gelée tremblottante, présentant la plus grande analogie avec le lait caillé. Après l'expression du liquide, il donne une boulette comparable, à s'y méprendre, à de la viande crue.

Odeur. — En général, le liquide conserve les attributs de l'urine normale ; il a l'odeur dite urineuse.

Sobrini lui a trouvé celle du blanc d'œuf.

Notre jeune malade la compare à celle du café au lait.

Le Dr Cubitt leur trouve bien une odeur urineuse, mais si douce, si peu prononcée, qu'elle rappelle celle des *pommes mûres*. En tout cas, s'il faut en croire nos sens, cette odeur suave ne se conserve pas longtemps.

Nous avons vu un échantillon de ce liquide, datant de vingt-quatre heures, se répandre dans une poche d'habit.

La partie atteinte a dû être excisée, le reste parfumé au chlore.

L'odeur est ammoniacale et *sulfhydrique* des plus repoussantes.

Saveur. — Dans l'ouvrage du professeur Rayer, nous trouvons un Brésilien qui goûte de temps à autre son urine; il déclare que, malgré l'apparence du lait, la saveur n'est nullement comparable à cet aliment.

Densité. — Nous extrayons de différents auteurs qui ont eu occasion de voir le liquide les chiffres suivants; ils sont généralement donnés sans aucune indication :

Bouchardat donne le poids de		1021
Wucherer (dans un cas),	temp. 20°	1011
Id. »	temp. 25°	1005 à 1012
Priestley		1014 à 1022
Dr Duhomme (de Paris)		1005 à 1025

Quantité. — Chez notre malade, la quantité du liquide varie suivant la qualité. Les urines dépassent la normale, quand elles sont purement chyleuses; elles sont au-dessous, lorsque le liquide est sanguinolent. Ces faits ne sont pas constants.

Les urines chyleuses, propres aux pays chauds, n'offrent pas, en général, d'augmentation sensible dans la quantité. C'est sur ce fait que se base M. Reiss, de Rio-de-Janeiro, pour établir un diagnostic différentiel avec le diabète.

Au contraire, dans les quelques cas qui se sont déclarés en Europe, l'augmentation est considérable.

Dans un cas cité par le *Deutsch Klinick*, la quantité varie entre 2060 et 3000.

Chez l'individu observé par Franck, à Pavie, le poids des urines n'est pas moindre de 16 à 20 livres par jour ?

La lecture d'un grand nombre d'observations nous porte à considérer cette augmentation de quantité comme un signe défavorable.

La polyurie a été constatée plusieurs fois chez des sujets qui sont morts de cette maladie.

Propriétés chimiques. Réaction. — « Généralement acide au moment de l'émission. Leur alcalinité coïncide avec une grande quantité de phosphate ammoniaco-magnésien. » (Priestley).

Action de la chaleur et de l'acide azotique. — Sous l'influence de ces deux agents, les urines donnent un abondant précipité qui présente tous les caractères de l'albumine.

L'abondance de ce précipité est en rapport avec la quantité des globules du sang et les corpuscules de matières grasses.

Une analyse faite par le Dr Cubitt nous donne :

13 pour 1000 dans urines laiteuses du matin.
0 » dans urines transparentes de la journée.
7 » (Quevenne).
2 » (Bouchardat).
13 à 14 » (Bence-Jones).

Dans quelques cas, on trouve de l'albumine dans les urines, dont la couleur est devenue normale.

Le Dr Bence-Jones a démontré que l'albumine cessait d'être rendue pendant le repos le plus absolu (1).

Par l'acide nitrique, on démontre également dans l'urine la présence de l'urée : on commence par débarrasser le liquide de sa matière grasse, au moyen de l'éther; on sépare l'albumine par la chaleur. Après avoir filtré et concentré à moitié, et en ajoutant quelques gouttes d'acide azotique, on obtient une grande quantité de cristaux de nitrate d'urée.

Action de l'acide acétique. — L'acide acétique ne donne pas de coagulum. Quelques auteurs anciens, entre autres M. Blanc, pharmacien français à Rio-de-Janeiro, accuse dans les urines la présence d'une matière caséeuse. Tous les auteurs modernes sont unanimes à infirmer ce fait.

Action de l'éther. — Les urines d'aspect chyleux, traitées par l'éther, perdent leur coloration blanchâtre. La matière grasse ne se dissout pas instantanément; il faut agiter le liquide et souvent attendre douze heures pour que la réaction soit complète.

Après la décantation de l'éther, on a toujours une très-notable quantité de graisse; nous en trouvons jusqu'à 5 gr. 50 dans 250 gr. de liquide.

Bouchardat,	13 gr.	pour 1000 gr.	de liquide.
Quevenne,	19	»	»
Cubitt,	13,9	»	»
Bence-Jones,	7 à 8	»	»

(1) Voir Traité des urines, de Beale, et Philos. transactions (London, 1850).

Cette matière grasse présente une odeur aromatique assez prononcée. Un pharmacien de nos amis la compare à celle du beurre de cacao.

Quevenne et Bouchardat ont remarqué cette odeur aromatique; ce dernier auteur y a trouvé des traces d'acide benzoïque.

Présence de l'acide urique. — L'acide urique se rencontre fréquemment dans les urines sanguinolentes et chyloïdes. Le professeur Rayer insiste particulièrement sur ce fait et il s'en sert comme base, pour diviser l'hématurie essentielle endémique en deux groupes : 1° hématurie simple, 2° hématurie avec gravelle urique.

On rapporte plusieurs cas de coliques néphrétiques suivies d'émission de graviers assez considérable d'acide urique.

Chez un créole de l'Ile de France, Rayer dit qu'un de ces graviers, engagé dans le canal de l'urèthre, n'a pu être extrait qu'au moyen d'une pince.

Le Dr Salesse a vu un malade dont l'urine dépose un *sédiment rougeâtre* qui est *rugueux au toucher.*

Sucre. — Bouchardat n'en trouve pas une quantité appréciable, même avec l'appareil à polarisation.

Cassien essaye plusieurs fois le réactif de Bareswill; il n'a jamais obtenu le précipité d'oxyde de cuivre.

Priestley accuse n'avoir jamais rencontré de sucre.

Examen au microscope. — L'examen du liquide nous donne, avec un grossissement de 350 diamètres :

1° *Globules rouges du sang.* — « Dans toutes les urines albumino-graisseuses que nous avons fait examiner par M. Coquerel, médecin de 1re classe de la marine, on voit des globules sanguins, quoique souvent l'aspect extérieur n'indique pas la présence du sang. » (Cassien.)

« Il s'agit ici de véritable sang, et non d'une simple coloration sanguinolente provenant de la dissolution des corpuscules sanguins, semblable à celle qui se rencontre dans certains cas de fièvre grave, d'intoxication, etc., et que Vogel appelle hématinurie.

« Ici on retrouve les globules sanguins intacts. » (Wucherer). M. Gubler constate : « que le dépôt rouge est presque uniquement formé par des globules hématiques, parfaitement reconnaissables à leur coloration, mais différant, sous plusieurs rapports, des mêmes éléments envisagés dans le sang lui-même, à l'état normal. Ces globules hématiques, tous sphéroïdaux, ont généralement un diamètre visiblement inférieur à celui des corpuscules sanguins auxquels nous les comparons ; quelques-uns ne paraissent pas avoir plus de 1/200 de millimètre ; plusieurs ont un aspect framboisé, mais la plupart sont régulièrement sphériques et lisses à leur surface ; leur contour est nettement limité par une bordure ombrée intense ; ce n'est que par exception qu'on aperçoit vaguement une seconde ligne circulaire concentrique, indice de l'excavation des disques sanguins normaux. » (1).

2° *Globules blancs.* — « L'urine contient beaucoup de corpuscules blancs, paraissant être des leucocythes. » (Wucherer).

« Parmi les globules hématiques, on distingue des

(1) Comptes-rendus des séances et mémoires de la Société de biologie, II de la deuxième série, année 1858, pages 98, 99 et 100.

globules blancs, plus volumineux, analogues à ceux du sang. » (Gubler).

3° *Granulations pulvérulentes en grande quantité.* — Tous les auteurs sont unanimes à reconnaître que la couleur blanche des urines d'aspect chyleux est due, en majeur partie, à des granulations très-ténues, pulvérulentes, de nature graisseuse.

Ces molécules sont solubles dans l'éther, la dissolution n'a pas lieu instantanément, ce qui fait supposer à plusieurs auteurs qu'elles sont entourées d'une mince couche d'albumine.

4° *Globules huileux.* — Nous avons dit que la graisse se trouvait principalement sous la forme de granules pulvérulents ; nous avons pourtant rencontré quelquefois des globules huileux dans les urines examinées au sortir du canal de l'urèthre. Ils sont caractérisés par leur forme sphérique, l'inconstance de leur volume, et surtout par leur forte réfringence. Les uns ne sont qu'un peu plus volumineux que les granulations moléculaires, d'autres ont à peu près le diamètre des globules du sang, et ils s'en distinguent par leur forme sphérique et leur aspect plus brillant.

5° *Moules et cellules.* — « L'urine des hématuriques contient une innombrable quantité de cylindres fibrineux semblables à ceux que l'on observe dans beaucoup d'affections des reins, mais dans les cas de notre malade ls sont presque transparents, tellement décolorés qu'il est difficile de les distinguer. Quand l'urine est très-laiteuse, ils se reconnaissent mieux à leur aspect de tubes vides, transparents, de forme allongée, où manquent les molécules graisseuses.

« Rarementils sont granuleux, et il ne nous souvient pas de les avoir vus contenir des corpuscules sanguins, ou porter, adhérentes à leur surface, des cellules épithéliales des tubes urinifères.

Les cellules épithéliales qui se rencontrent isolées, et parfois en groupes, proviennent de toutes les parties des voies urinaires, des calices, des uretères, de la vessie, etc. » (Wucherer).

Cassien accuse aussi l'existence de cylindres hyalins, brillants et blanchâtres qu'il suppose formés par la fibrine coagulée et moulée dans les tubes urinifères.

Comme Wucherer, nous rencontrons un grand nombre de cellules épithéliales; quelques-unes, prismatiques, contiennent un ou plusieurs noyaux.

Elles sont tout à fait identiques aux cellules du rein représentées par Beale.

6° *Cristaux de phosphates amm-magn.* — Ces cristaux se rencontrent surtout lorsque les urines sont fétides; ils nagent dans une pellicule qui se forme à la surface du liquide. La masse qui les englobe contient souvent de petis corps informes, jaunes, verts et bleus, ils sont quelquefois visibles à l'œil nu.

Les phosphates se présentent parfois sous forme de petits graviers.

§ 4. — MARCHE. DURÉE. TERMINAISON.

Marche. — Chez notre malade, l'affection s'est présentée par accès; ils durent environ quatre mois chacun; ils sont séparés par des périodes de quelques mois pendant lesquelles les urines sont complétement limpides.

Au début de chaque accès, les urines sont sanguinolentes; ce n'est qu'après plusieurs jours qu'elles prennent un aspect chyleux.

Dans le cours des accès, on remarque des rémittences, des exacerbations; les rémittences, sont surtout fréquentes pendant le premier accès.

Durant ces quatre mois, on voit les urines devenir tout à fait limpides sous l'influence d'un bain, d'un exercice prolongé, etc.

Ces améliorations passagères ne se produisent pas dans les autres accès.

Dans quelques cas, surtout à la Réunion, l'hématurie dure très-longtemps avant de se transformer en urines chyleuses.

Quelquefois on n'observe que la première période de l'affection, c'est-à-dire l'hématurie.

Durée et Terminaison. — La maladie suit toujours un cours chronique.

« Sa durée est indéterminée; abandonnée à elle-même, cette affection disparaît souvent au bout de quelques mois et même de plusieurs années; assez fréquemment, les malades n'éprouvent qu'une seule atteinte de très-courte durée. D'autres, au contraire, voient, malgré les médications les plus diverses, la maladie se prolonger pendant une notable période de l'existence.

« J'ai connu un négociant qui, depuis treize ans consécutifs, était atteint de cette affection; les urines étaient laiteuses; la maladie disparut pendant un séjour assez long qu'il fit en Europe, pour reparaître quelques mois après son retour dans la colonie......

« M. Chabrier, qui exerce la médecine depuis fort

longtemps à l'île de la Réunion, a connu une dame créole, morte à 80 ans, et qui, depuis plus de cinquante ans, était atteinte d'hématurie chyleuse. » (Cassien.)

§ 5. — Diagnostic. Pronostic.

Diagnostic. —L'hématurie, avec urines d'aspect chyleux, présente des symptômes trop caractéristiques pour qu'il soit possible de la méconnaître.

Dans sa période hématurique, elle peut être confondue avec quelques autres maladies des pays chauds qui donnent des urines rouges de sang :

1° Fièvre bilieuse hématurique, connue vulgairement à la Guadeloupe sous le nom d'urines noires. (Notre malade nous dit qu'il a été, au début, traité pour cette affection.)

2° Fièvre intermittente avec urines sanglantes, etc. Elle en diffère totalement par ce seul fait, qu'ici le pissement de sang constitue presque toute l'affection ; tandis que dans les autres il n'est qu'un symptôme accessoire. Dans la période chyleuse elle peut être confondue avec des urines purulentes.

Cette erreur n'est possible que pour des praticiens qui n'ont jamais vu d'urines d'aspect chyleux, car l'apparence est tout à fait différente.

En tout cas, s'il y a le moindre doute, on n'a qu'à traiter l'urine par l'éther. On voit bientôt paraître à la surface une masse de gros globules huileux comparables aux yeux de la soupe.

Ce fait est suffisant pour expliquer la nature des urines.

Pronostic. — « Malgré la longue durée de l'affection,

les forces du malade ne s'altèrent que rarement; sa santé générale est souvent parfaite. La maladie n'affecte un caractère dangereux et ne se termine par la mort que par exception. » (Hirsch, *Traité de pathologie exotique.*)

§ 6. — Nature de la Maladie.

La question de la nature de l'hématurie graisseuse paraît des plus élémentaires; la diversité des opinions qui règnent sur ce sujet, nous prouve la difficulté d'une solution.

Il est à peu près universellement reconnu que les urines chyleuses contiennent :

1° Graisse à l'état pulvérulent (elle est la cause intime de la coloration blanche; l'addition d'éther rend le liquide transparent).

2° Dans quelques cas, une très-petite proportion de matière grasse à l'état globuleux;

3° Hématies;

4° Leucocythes et globulins;

5° Albumine et fibrine;

6° Moules du rein... Cellules épithéliales de la vessie. Cristaux d'acide urique, etc.

L'ensemble de ces éléments donne à ce liquide une grande analogie avec :

1° Le chyle; 2° la lymphe; 3° le sang chargé de graisse (1).

De cette ressemblance sont nées trois théories :

(1) Etant à Strasbourg, nous avons eu l'occasion de voir tuer des oies à foie gras; le sang de ces oiseaux est blanchâtre, comme les urines que nous avons observées.

I. *Théorie du chyle.* — Carter (de Bombay) admet que dans certains cas le liquide des chylifères est versé (sans doute à la suite d'une anomalie anatomique), dans un point des organes urinaires.

Le professeur Beale nous écrit, le 2 novembre 1871 : « Très-probablement, le chyle passe dans les urines. »

II. *Théorie de la lymphe.* — (Lymphorrhagie de l'appareil uropoiétique.) Cette opinion a été émise par M. le professeur Gubler ; il la défend dans les termes suivants :

« L'urine, dira-t-on, offre plutôt l'aspect du chyle que celui de la lymphe. Je ne nie pas qu'en général, la lymphe humaine ne soit moins opaque, mais je ferai remarquer que, dans le cas de lymphorrhagie cutanée étudié par nous, le liquide des vaisseaux blancs offrait justement une très-grande opacité ; il en est de même dans un autre exemple observé par Brown-Séquard en Amérique. On est donc porté à croire que, dans les régions tropicales, la lymphe prend ce caractère chez les sujets affectés de varices lymphatiques, en un mot, se trouve à la fois altéré.

Quant à l'hématurie, elle ne serait qu'un cas particulier de la lymphorrhagie, et ne représenterait pas une véritable exhalation du sang par les vaisseaux veineux ou artériels de l'appareil urinaire.

On pourrait s'expliquer l'apparence sanguinolente de l'urine, soit par la présence d'une lymphe plus chargée de globules hématiques, soit par la coagulation de matériaux solides de cette lymphe, lesquels, étant coagulés et déposés au fond de la vessie, dans l'intervalle des mictions, ne seraient rendus qu'à certains moments, par suite d'une contraction plus soutenue, et d'une exonération plus complète de la vessie. « *Comptes rendus des séances et mémoires de la Société de biologie*, t. IIIe de la 2e série, 1858 (page 98).

Deux observations de Carter sont en faveur de la lymphorrhagie de l'appareil uropoiétique. Deux Hindous sont atteints de lymphorrhée, l'un d'un ganglion crural, l'autre des ganglions axillaires. Le Dr Carter constate que, chez le deuxième sujet, *cet écoulement de matière blanchâtre est intermittent avec des urines chyleuses* (1). Beale interprète ces faits si remarquables dans les termes suivants : « Ils nous prouvent un état de dilatation des vaisseaux lymphatiques. Cette dilatation s'étendait évidemment jusqu'au canal thoracique, de manière à laisser passer du chyle de ce vaisseau dans les lymphatiques. Dans le cas de cette altération, le canal serait si distendu que les valvules deviendraient insuffisantes. »

Nous admettons l'explication plus simple de Carter lui-même :

« *Dans certains cas les urines chyleuses proviennent du passage de la lymphe dans les organes urinaires.*

La lymphorrhée de l'intérieur des voies urinaires existe aussi bien que la lymphorrhée cutanée. »

A l'appui de l'opinion du professeur Gubler, nous croyons juste de citer les remarques du Dr Bourel-Roncière, médecin principal de la marine : « Il est un fait d'observation qu'à Rio-de-Janeiro les urines chyleuses attaquent plus fréquemment les individus sujets aux érysipèles, aux angioleucites, aux lymphangites, etc. »

(1) Voir méd. chir. Transactions de Londres, vol. XLV, 1862.

III. *Théorie du sang graisseux.* — « Les urines chyleuses ressemblent au sang d'un animal en digestion, ou plutôt à celui des oies que l'on engraisse. » (Cl. Bernard, *liquides de l'organisme*, 1859, t. II, p. 143.)

Cette opinion est soutenue et développée par le professeur Robin. Nous lisons :

« La maladie, connue sous le nom chylurie, ne constitue qu'une forme de l'hématurie, forme dans laquelle le plasma sanguin passant de toutes pièces dans l'urine, dénote sa présence par sa couleur blanche.

A l'état physiologique, l'état laiteux du plasma ne persiste que pendant quelques heures de la journée.... Ici il est devenu accidentellement permanent, excessif, et constitue l'état morbide, dit *piarrhémie*, dont l'hématurie graisseuse est un symptôme, sans qu'il y ait nécessairement maladie du rein.

Malgré que souvent la couleur blanche de l'urine masque la couleur rouge des hématies, la coexistence de celles-ci avec la graisse est constante. C'est donc avec raison que cette affection a reçu de M. Rayer le nom d'hématurie graisseuse, et d'autres auteurs celui d'hématurie avec urines chyleuses. (*Humeurs de Robin, p. 741, Du sang à plasma lactescent dans les urines.*)

M. le professeur Bouchardat signale dans l'*Annuaire thérapeutique* de 1862 que la graisse des urines dites chyleuses présente toute les propriétés des graisses du sang et non du chyle.

Il y a donc non pas chylurie ou lymphorrhagie, mais pimélurie avec hématurie.

Opinion mixte du Dr John Harley. La matière blanche provient des lymphatiques; les globules du sang viennent des capillaires. Cet écoulement se produit à la suite d'une rupture des vaisseaux dans un point quelconque de la muqueuse de l'appareil urinaire.

Dans tous les cas observés par lui sur des sujets venant du Cap, la déchirure est occasionnée par un helminthe, le *distomum capensis* qu'il a l'honneur d'avoir trouvé et décrit le premier.

Conclusion. — Nous considérons l'hématurie chyleuse ou graisseuse comme le produit de deux états morbides, l'un général, l'autre local.

Le premier est une augmentation de la graisse normale du sang et de la lymphe. Le deuxième est une lésion des vaisseaux (*of the Wals vessels*, *des murs des vaisseaux*, J. Harley) d'un point quelconque de l'appareil urinaire.

I. *Preuves de l'excès de graisse dans les liquides de l'organisme.* — L'analyse du sang d'un Brésilien atteint d'urines chyleuses démontre au professeur Guibourt que ce liquide contient beaucoup plus de graisse qu'à l'état normal. Mais Bence Jones infirme ce fait; l'examen du sang ne lui fait voir aucune augmentation des corps gras.

Ne pouvant rien conclure d'après les signes sensibles, nous faisons appel aux signes rationnels.

1° L'hématurie graisseuse est une maladie propre aux pays chauds; ells ne se déclare, d'après le professeur Bouchardat, que, lorsque la somme des éléments de calorification absorbée ou produits dans l'organisme est trop considérable, et qu'une température ambiante trop élevée s'oppose à la dépense.

Les D_{rs} Cassien et G. Bird remarquent que l'affection atteint plus spécialement les individus obèses.

3° La matière blanche des urines se dissipe subitement lorsque le sujet brûle convenablement ses éléments de calorification. Ainsi, après un accès de fièvre, après un exercice convenable, un bain froid, et surtout le passage dans un climat moins chaud, les urines deviennent normales.

4° Les anciens disaient : *Naturam morborum curationes ostendunt.* Or, le froid est un agent héroïque contre les urines graisseuses. Le principal effet thérapeutique du froid est de favoriser la combustion des matières grasses.

Donc, il y a de la graisse en excès dans les liquides des sujets atteints d'hématurie chyleuse.

D'où vient cette graisse du sang ? Pour M. Cl. Bernard, il en est de la graisse comme du sucre. De même que le diabète est dû à une exagération de la fonction glycogénique du foie, de même l'état laiteux du sang vient de l'exagération de la propriété de cet organe de faire de la graisse.

II. *Preuves de la déchirure des vaisseaux.* — Pour avoir de la graisse dans les urines, il faut une déchirure des vaisseaux de l'appareil urinaire (1). Autrement les corps gras sont rejetés par leur principal organe d'élimination, le foie.

Les granulations moléculaires graisseuses ne sortent pas du rein autrement que les globules sanguins avec

(1) La graisse injectée dans le sang des chiens, ne passe pas dans les les urines. Cl. Bernard, Lig. de l'org., t. II, p. 142.

lesquels ils sont toujours mélangés. Une lésion vasculaire est indispensable.

Quelles sont les causes capables de produire des déchirures des vaisseaux des organes urinaires dans les pays chauds?

Nous en remarquons deux principales : 1° passage de graviers d'acide urique ; 2° présence d'helminthes dans l'appareil urinaire.

I. Beaucoup d'auteurs signalent la coexistence de graviers d'acide urique avec l'hématurie des pays chauds (hématurie avec gravelle urique de Rayer).

Ce fait doit peu nous étonner. Dans les régions tropicales, les matières albuminoïdes ne sont pas mieux détruites que les substances hydro-carbonées. Au lieu d'urée, nous avons de l'acide urique qui est un degré d'oxydation moins avancé des matières protéiques.

II. *Helminthes.* — En Égypte, l'hématurie était autrefois attribuée par Renoult à l'excès des sueurs ! Bilharz a cherché une autre cause, et il a trouvé son Distomum hæmatobium.

Le savant professeur Griesinger est venu lui-même confirmer cette belle découverte. Il a rencontré le Distomum ou Bilharzia hæmatobium 177 fois sur 363 autopsies. On s'explique aujourd'hui la cause et la fréquence de l'hématurie chez les Egyptiens.

Pour plus de détails, nous renvoyons au traité de M. Davaine sur les Helminthes et au *Zeitschrift fur Wissench. zool.*, t. IV, p. 454 (se trouve à la bibliot. de l'Ecole de médecine de Paris).

Sur ce même continent africain, nous trouvons l'hématurie chyleuse au cap de Bonne-Espérance.

John Harley a l'occasion d'examiner ces urines ; bientôt il trouve des œufs, puis des débris d'un animal complet. Voilà un nouveau distomum, c'est le distomum ou Bilharzia Capensis.

Aujourd'hui un examen attentif des œufs et de nouveaux débris de ces animaux rendus dans les urines, fait admettre à ce savant micrographe la possibilité d'une identité complète entre le distomum du Cap et celui de 'Egypte.

Cette question ne tardera pas à être tranchée. M. J. Harley, nous annonce qu'il a dans son service un beau cas d'hématurie du Cap ; le sujet qui rend des œufs et des débris d'helminthes est dans un état de cachexie profonde. Une autopsie prochaine va couronner les recherches du savant professeur.

A l'Ile de France, le Dr Chapotin a observé, il y a soixante-dix ans, la coexistence d'helminthes avec une hématurie chez un Malgache.

Pour l'Inde le professeur Lionel Beale nous informe que tout récemment le Dr Lewis, de Calcutta, a découvert dans des cas d'urines chyleuses quelques très-petits entozoaires (ascaris?). Lettre du 2 novembre 1871.

Au Brésil, les recherches du docteur D. Wucherer ont jeté un jour nouveau sur l'étiologie de l'hématurie chyleuse.

Le 30 septembre 1869, on lit dans la *Gazette de Bahia* (Voir *Archives de médecine navale* de février 1870, page 142) :

« Je viens aujourd'hui exposer le résultat inattendu de mes recherches. Le 4 août 1868, je me livrai à l'examen de l'urine d'une femme confiée aux soins de mon ami, le Dr Silva Lima, à l'hôpital de Santa-Casa da

Misericordia de Bahia. Examinant une parcelle du caillot au microscope, je trouvai au milieu de beaucoup de cristaux de phosphate triple, de cellules épithéliales, de globules rouges du sang, de granulations graisseuses, de mucus, de vibrions, quelques vers filiformes, dont une des extrémités était très-déliée, et l'autre très-obtuse. Sur l'extrémité obtuse de l'animal on distingue un petit point, mais on ne peut distinguer si c'est un orifice. Le corps était transparent et paraissait contenir une masse granuleuse dont il n'était pas possible de reconnaître la structure. Supposant que ces vers avaient pu, par hasard, être introduits accidentellement dans l'urine, j'eus soin, lors d'un second examen, de faire uriner le malade dans un vase de verre scrupuleusement nettoyé; je retrouvai les mêmes entozoaires..... »

Dans trois autres cas d'hématurie chyleuse, le Dr Wucherer constate la présence, dans les urines, de cet embyron d'helminthe.

A la Guadeloupe le seul cas d'hématurie coïncidant avec la présence d'un helminthe dans les voies urinaires est celui que nous avons observé à bord de *la Cérès*.

Le dessin ci-joint vous montre que les embyrons que nous avons trouvés sont identiques à ceux de l'hématurie du Brésil.

Nous regrettons de ne point vous présenter cet helminthe à son état de complet développement, mais nous ne désespérons pas d'arriver à ce but. Nos navigations ultérieures nous permettront de rencontrer de nouveaux cas d'hématurie chyleuse, et peut-être aurons nous le bonheur de compléter nos recherches.

§ 7. TRAITEMENT.

I. M. Bouchardat donne les indications suivantes :

1° Faire en sorte que la réparation des éléments et la calorification ne soient pas supérieures à la dépense. (Proscrire graisse, sucre, alcool, féculents).

2° Augmenter cette dépense par une hygiène bien entendue (bains froids, etc.).

Ces règles hygiéniques sont en rapport avec la pratique de tous les médecins des pays chauds.

Dès qu'une personne est atteinte d'hématurie chyleuse on lui trace invariablement la ligne de conduite suivante :

1° Prendre des bains de mer ou de rivière. On préfère souvent ces derniers parce que leur température est généralement plus basse.

2° Changer de climat. Les personnes âgées et les femmes vont faire un séjour de quelques mois dans une localité plus élevée et partant moins chaude. (D'après M. John Harley et Cassien la maladie ne se déclare jamais dans les pays élevés.)

Les jeunes gens profitent de leur maladie pour aller compléter leurs études en Europe.

II. Dans le cas d'hématurie chyleuse coïncidant avec la présence d'helminthes dans l'appareil urinaire, nous avons une indication de plus à remplir, la destruction ou au moins l'expulsion de ces animaux.

M. John Harley s'occupe activement de cette importante question.

Nous donnons le résumé de ses expériences :

La térébenthine, la jusquiame, le genièvre, le quassia sont essayés à l'intérieur. — Résultats incertains.

L'infusion d'absinthe n'agit en rien sur son distomum capensis ; l'embryon de cet helminthe se développe aussi bien dans ce liquide que dans l'eau.

L'iodure de potassium est administré par la bouche et en injections dans la vessie ; c'est un bon médicament parce qu'il incommode assez peu le malade tout en compromettant sérieusement l'existence du parasite.

Ainsi nous supportons sans douleur des instillations dans l'œil d'une solution d'iodure de potassium au 1/100e tandis qu'une sangsue plongée dans ce liquide se tord, puis perd ses mouvements et meurt au bout d'une heure. Plongée dans la solution pendant quelques secondes, puis lavée et mise dans l'eau pure, elle reste immobile et malade pendant plusieurs jours.

On peut injecter graduellement jusqu'à 2 grammes d'iodure de potassium.

On alternera avec des injections d'huile de fougère mâle qui a la propriété de provoquer des contractions énergiques de la vessie, capables de favoriser l'expulsion de l'helminthe (dose de 0,30 à 1 gramme).

Nous pouvons essayer le baume copahu, car il y a dans la science plusieurs cas d'hématurie des pays chauds guéris par ce moyen.

Salesse cite un jeune homme de l'Ile de France, qui étant atteint d'une hématurie rebelle voit survenir une uréthrite. On traite cette dernière maladie par le copahu, l'hématurie disparaît.

Paris. A. Parent, imprimeur de la Faculté de Médecine, rue Mr-le-Prince, 31.

www.ingramcontent.com/pod-product-compliance
Ingram Content Group UK Ltd.
Pitfield, Milton Keynes, MK11 3LW, UK
UKHW031953260826
14628UKWH00005B/2032

9 782019 633080